Libertas Comunidade

Ejercicios de Bioenergética para la Salud

Jayme Panerai Alves

Copyright © 2007 Jayme Panerai Alves

Photographs
Arnaldo Carvalho

Models
Isadora Dias and Sandro Ricardo

Typing and revision
Thelma Panerai Alves

Coordinator
José Ricardo Paes Barreto

Translator
Amadize "Tái" Silveira

Cover design
Liney Dias

Eletronic Editing
Deusdedith Silva
E-mail: deusart@hotmail.com

Printed in Brazil

Libertas Comunidade

Ejercicios de Bioenergética para la Salud

2ª edición

Jayme Panerai Alves

Recife – 2007

Breathing is life.

AGRADECIMIENTOS

Dr. Alexander Lowen,
por su contribución a la humanidad.

Grace Wanderley de Barros Correia,
por todo apoyo .

Lucina Araújo,
Gedalva Rapela,
Thelma Panerai y
Luiz Recena Grassi,
compañeros de viaje.

Renata Victor,
por las fotos.

Arnaldo Carvalho,
modelo fotográfico de este trabajo.

SUMÁRIO

PREFACIO

Nuestra intención es volver accesible a las personas algunos ejercicios que, si son realizados con frecuencia, podrán ayudarlas a mantener la salud , aumentando la vitalidad y el bienestar psicocorporal.

Todos los ejercicios citados los he experimentado yo mismo desde hace ocho años, como práctica personal, además de la utilización de los mismos en los trabajos en equipo.

De mi experiencia profesional son muchas las personas que se refieren a la mejora respiratoria, el sueño más tranquilo y la alegría de conocer la Bioenergética, un recurso capaz de ayudarlas a disminuir el estrés y para que vivan de una manera más saludable.

Dejo claro que estos ejercicios no sustituyen la consulta y la orientación del médico cuando necesarias. Las personas, oyendo las señales de su organismo, deberán siempre respetar sus limitaciones y jamás utilizar los ejercicios al acaso.

Cuidado, suavidad y disciplina podrán contribuir como una manera preventiva de ser más armonioso y con más salud.

Jayme Panerai Alves*

*Psicólogo:
Psicoterapeuta en Análisis Bioenergértico (CBT)
Director de Libertas Comunidade
Director de la Sociedad de Análisis Bioenergético del Nordeste del Brasil
Consejero Organizador

EJERCICIOS DE BIOENERGÉTICA PARA LA SALUD

Todas las culturas del planeta Tierra concuerdan en un aspecto básico para la salud del ser humano: ejercicios, respiración, hábitos sencllos, alimentación, sueño y vida tranquila. Trabajo, amor, conocimiento son las fuentes de la vida y deberían gobernarla. Son estos los preceptos de Wilhelm Reich, discípulo de Freud que estudió los aspectos psicocorporales.

La respiracion

Es importante que podamos desarrollar, en nuestro cotidiano, una respiración libre, espontánea, profunda y suave. Debe envolverse, en la respiración, el tórax y el abdomen, simultáneamente. El aire debe entrar por la nariz y salir por la nariz. O por la boca, cuando queremos medir la extensión de la espiración.

Las ventanas de la nariz deben estar permanentemente desobstruidas para facilitar el pasaje del aire del medio ambiente para el organismo, y viceversa.

Reich afima que funcionamos a nivel de terreno biológico. Si nuestro terreno está fortalecido, los virus y las bacterias difícilmente nos alcanzan. De lo contrario, fácilmente podremos enfermar, con esos microorganismos invadiendo nuestro organismo.

Respirar bien, libre y profundamente, amplia la oxigenación de nuestras células, amplia la circulación sanguínea y facilita la relación entre nuestos órganos internos.

Dar énfasis a la espiración también demuestra cuidados con la salud.

La espiración debe ser plena, completa. Dejando el pulmón vacio, en esta fase de la respiración, permitimos que la próxima inspiración pueda realizarse plena, completa.

De lo contrario, dejamos un poco de aire en el pulmón. Imaginen esos residuos durante un día, un mes, un año, diez, veinte años... La respiración queda disminuida, corta, limitada, menor que la capacidad pulmonar permite.

La respiración no debe acontecer movilizándose el tórax en un movimiento distinto del abdomen, o viceversa. Es importante que ambos estén envueltos en el mismo movimiento. Juntos. Tórax y abdomen se inflan en la inpiración y vacían completamente en la espiración.

EJERCICIOS RESPIRATORIOS 1

La respiración consta de cuatro etapas: la inspiración – la pausa – la espiración – la pausa.

Entonces:

a) Inspirar y soltar el aire por las ventanas de la nariz.

b) Inspirar por las ventanas de la nariz y soltar el aire por la boca.

c) Inspirar por las ventanas de la nariz y contar hasta cuatro.

d) Pausa – contar hasta cuatro.

e) Espirar por las ventanas de la nariz y contar hasta cuatro.

f) Pausa – contar hasta cuatro.

• *Este es un buen ejercicio para calmar la mente y relajar el cuerpo.*

EJERCICIOS FÍSICOS
PARA EL COTIDIANO 2

La importancia de los ejercicios corporales diarios, reside en la posibilidad de que entreguemos nuestro cuerpo a la movimentación necesaria para que todos los órganos internos puedan oxigenarse, con buena circulación sanguínea y , consecuentemente, harmonizar todo el cuerpo. Nuestro cuerpo. Nuestro ser.

Además de eso, los ejercicios abren los poros y permiten que ellos respiren, haciendo que la impureza orgánica sea tirada fuera del organismo.

Seguiremos, el orden que Alexander Lowen sugiere, en los ejercicios. A los noventa y un años, Dr. Alexander Lowen, médico, creador de la Bioenergética, viaja por el mundo, solo, enseñando y haciendo conferencias. El secreto: los ejercicios de Bioenergética.

También incluiremos los ejercicios que nos fueron enseñados por el maestro Liu Pai Lin, chino, taoísta, que lo mucho que valoraba los ejercicios chinos. Él se despertaba a las tres de la mañana para disfrutar la serenidad, la calma y para hacer los ejercicios, a los noventa años.

Para empezar, el primero y más completo ejercicio es una actividad que aprendí con mi padre, Jayme Cavalheiro Alves, autodidacto: con la sabiduría de los ochenta y siete años, él hace una caminata, diariamente.

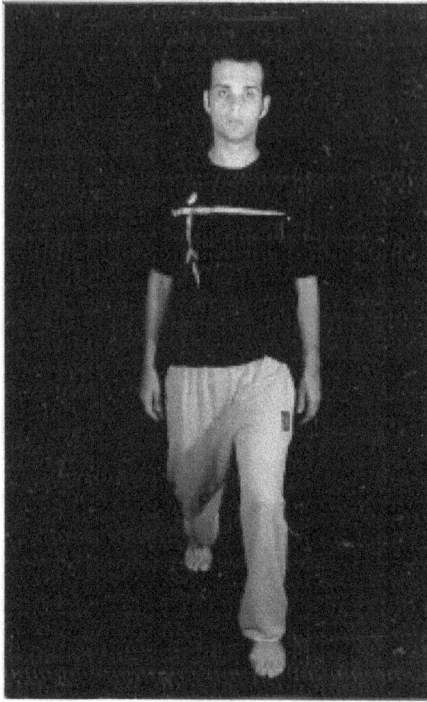

Entonces:

1. CAMINAR

Mueve todas las articulaciones, activa la respiración, masajea la planta de los pies(los chinos dicen que tenemos en las plantas de los pies, puntos que corresponden a los meridianos y órganos vitales de nuestro organismo. Al caminar, activamos esos puntos). Caminar treinta minutos por día es un excelente ejercicio. Sin mirar escaparates. Con agilidad y disposición. Sin correr. Con calma y vigor.

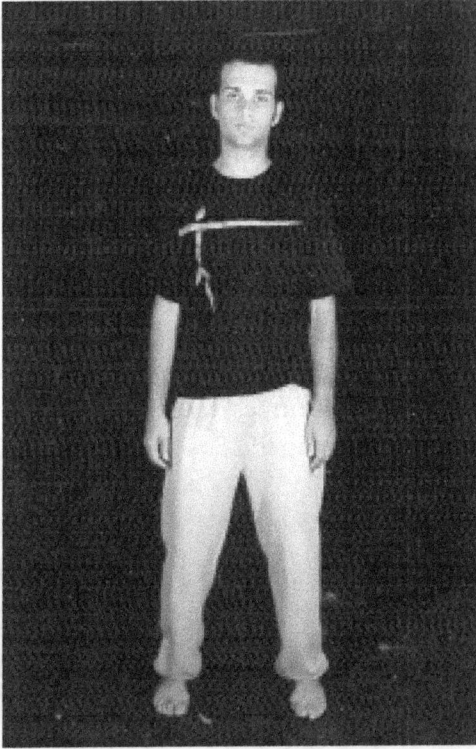

2. GROUNDING (enraizarse)

Es uno de los pilares de la Bioenergética, junto con la respiración. Es una postura de pie, con los pies paralelos, flexionar las rodillas, manteniéndose así. Este es un ejercicio excelente. Permite que la energía acumulada, y en exceso, en la cabeza y en los miembros superiores, baje hasta los pies y las piernas, y pase a circular con armonía y equilibrio. Los músculos de las piernas, por el estrés de la postura, empezarán a vibrar, y realiza, entonces, la circulación energética.

Beneficios podrán ser sentidos si desarrollamos, diariamente, cinco minutos o más en esa postura, respirando profundamente.

Este es un ejercicio que amplia la seguridad interior, pues nos conecta más con nuestro centro y con nuestro suelo.

Los orientales, con su cultura milenaria, en las artes marciales, desarrolló el *GROUNDING*. Es el enraizarse. Se semejan a los árboles, nuestras piernas son las raíces. Cuanto más firmes están nuestras piernas, más fácilmente podremos superar los obstáculos de la vida.

El *GROUNDING* puede ser:

a) **De pie:**

❖ pies paralelos (veinticinco centímetros, más o menos, entre los pies);

❖ rodillas flexionadas;

❖ cuerpo erecto y relajado.

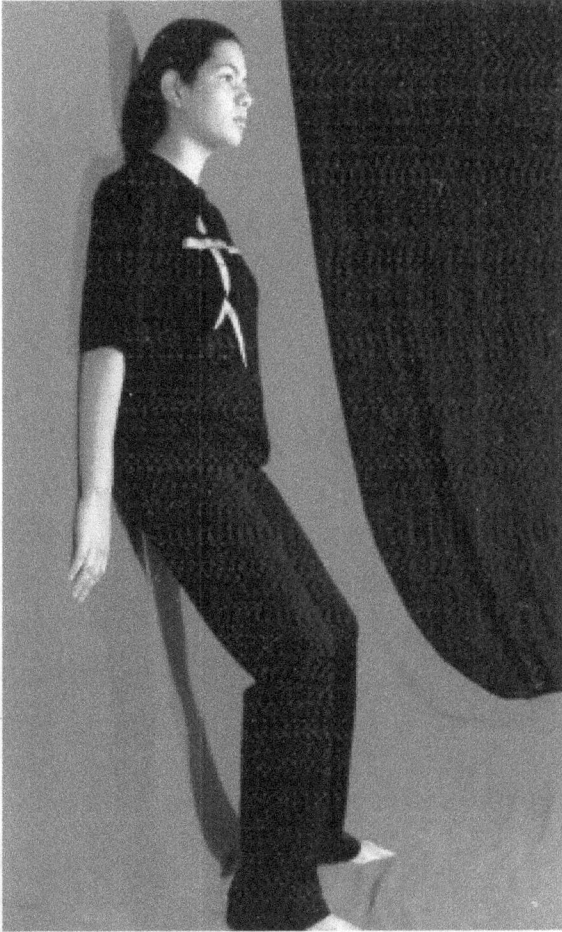

b) Apoyándose en la pared:

* ❖ de pie, en *grounding*, apoyado en la pared;

* ❖ bajar con las espaldas apoyadas en la pared;

* ❖ quedarse el tiempo que sea confortable;

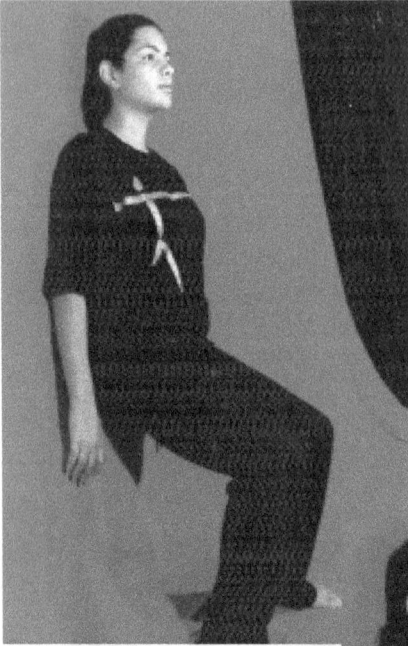

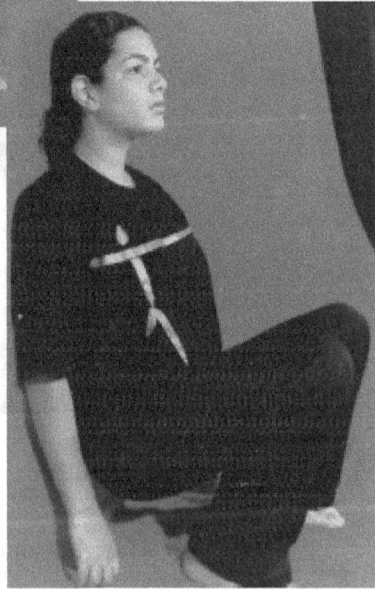

• *Este ejercicio está desaconsejado para las personas con lesiones en las piernas o en las caderas.*

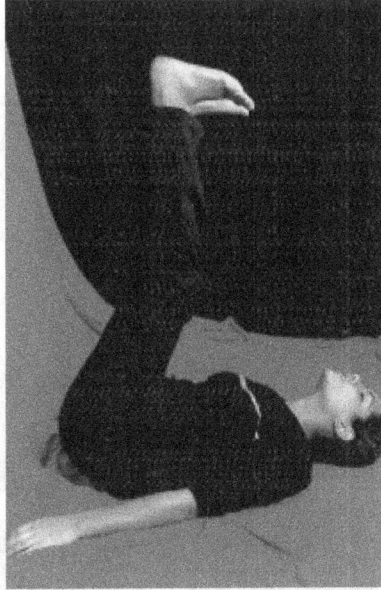

c) Acostado:

❖ en la horizontal, barriga hacia arriba;

❖ levantar las piernas, paralelas. Los pies, también, paralelos;

❖ intentar acercar los dedos grandes de los pies, a las canillas;

❖ hacer la respiración abdominal, espirando por la boca;

❖ permanecer así de tres a cinco minutos.

• *Este ejercicio es bueno para la tensión premenstrual. Es adecuado para hacerse en la cama por la manãna, antes de levantarse. Poniéndose una toalla a la altura de los riñones, puede quedarse más cómodo.*

23

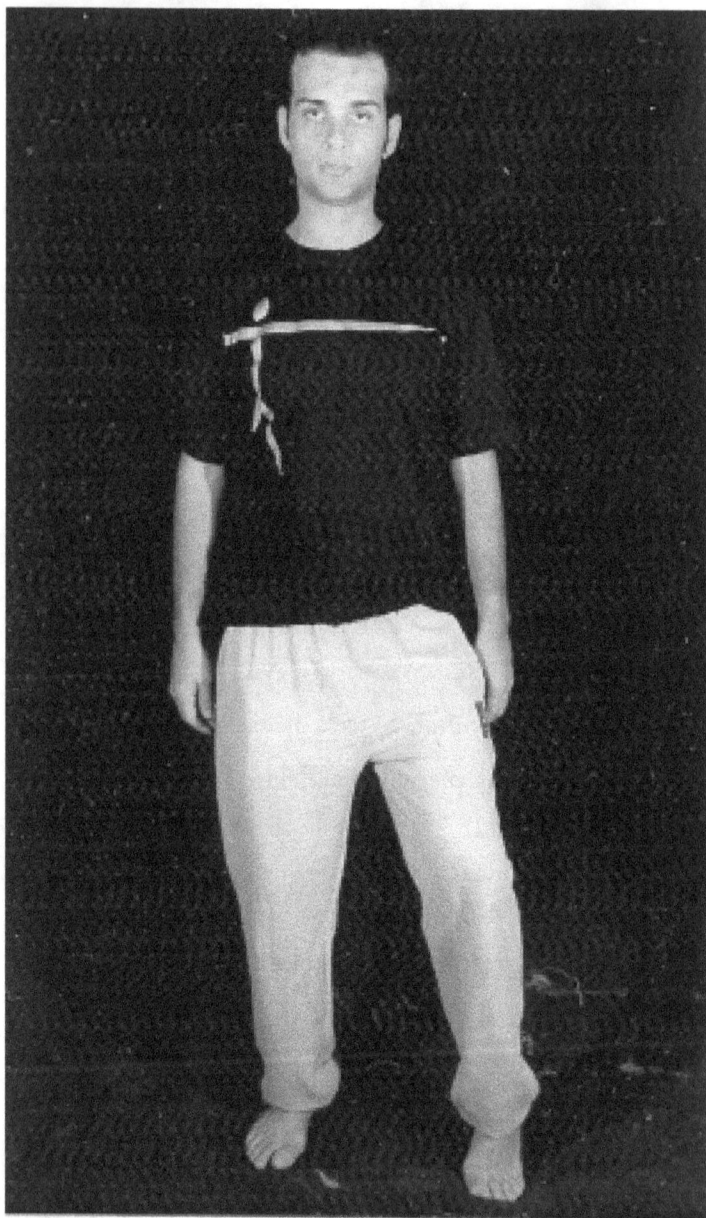

d) De pie:

❖ poner el peso del cuerpo en una pierna;

❖ la otra pierna se apoya en el suelo, sin hacer fuerza;

❖ respirar profundamente;

❖ cambiar de pierna, después de uno o dos minutos;

❖ continuar el ejercicio alternando las piernas durante cinco minutos.

e) Piernas separadas:

❖ piernas separadas, los pies hacia fuera, columna erecta;

❖ flexionar las rodillas, trabajando los músculos aductores del interior de los muslos.

• *Las personas que trabajan por mucho tiempo sentadas, tendrán el beneficio de este ejercicio en esta región del cuerpo, lo que casi no ocurre en el cotidiano. Al salir en coche, la dicha región deja de ser ejercitada. Ella está conectada a los nervios de la base de la columna vertebral.*

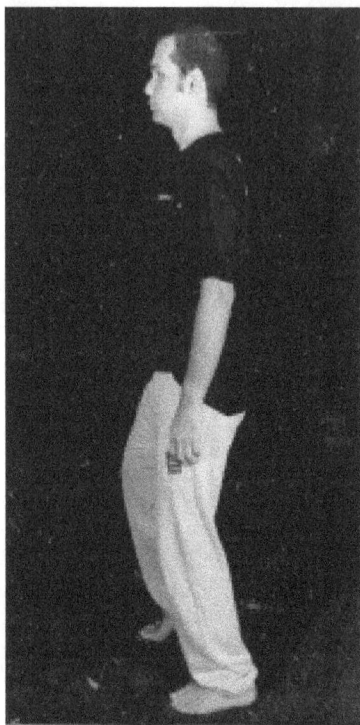

f) Caminar y correr sin salir del lugar:

* ❖ se inicia una caminata, sin salir del lugar;

* ❖ levantar un pie del suelo y apoyarse en la punta del pie, volviéndolo, después, al suelo.

* ❖ repetir el mismo movimiento con el otro pie, dejando sólo la punta del pie en el suelo.

* ❖ alternar el movimiento, añadiendo velocidad, corriendo, sin salir del lugar;

* ❖ disminuir la velocidad, ir más despacio, después de algunos minutos.

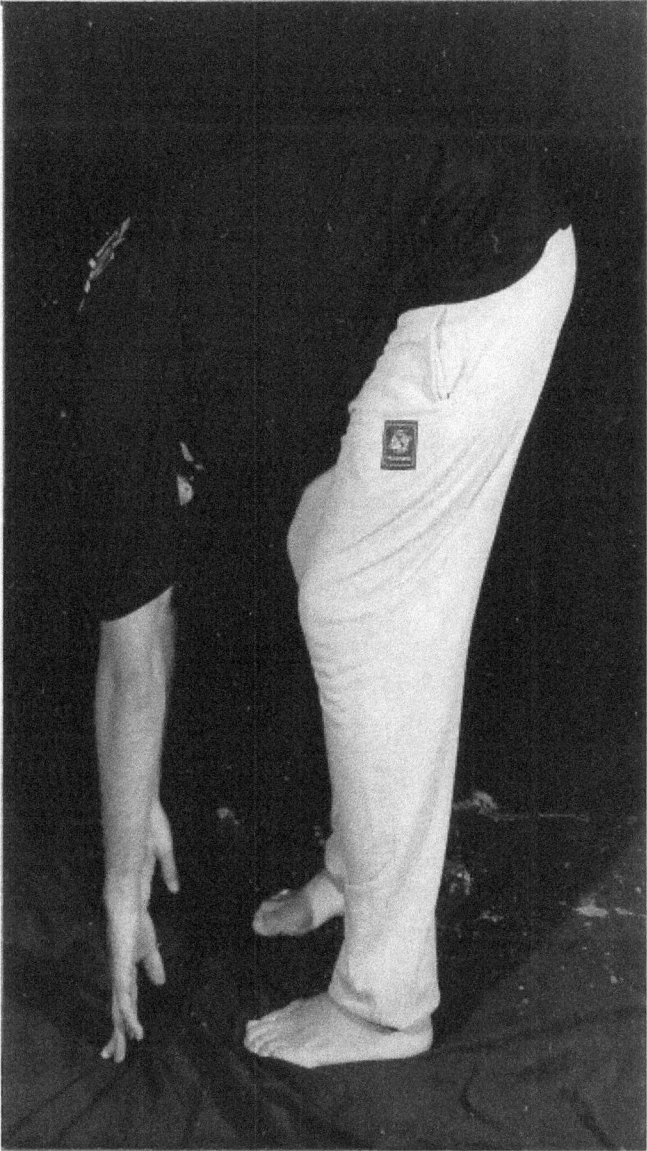

g) *Grounding* hasta el suelo:

❖ en *grounding*, girar la columna vertebral, flexionar el tórax lentamente hacia el suelo;

❖ ir hasta la posibilidad de cada uno;

❖ si las manos tocan el suelo, hacer sólo el contacto, sin poner peso en las mismas.

❖ el cuello lo deje suelto y relajado;

❖ la cabeza suelta y liviana hacia abajo.

❖ respirar sintiendo el movimiento del ombligo;

❖ quedarse el tiempo que sea cómodo;

❖ volver lentamente;

❖ siempre respirando;

❖ la cabeza es la última que vuelve, lentamente;

❖ las piernas son las que hacen el esfuerzo.

❖ el cuello suelto y relajado;

❖ la cabeza suelta muy liviana hacia abajo;

❖ volver lentamente a la postura incial;

❖ siempre respirando;

En la pelvis se sitúan los órganos de nuestra sexualidad. La sexualidad es tabú en nuestra cultura. Desde niño se aprende a tener cuidados como "no lo toques", "eso es feo", etc. Tanta represión provoca un bloqueo en esa área.

Eso puede impedir que la energía circule de la cabeza a los pies, y viceversa. La estagnación energética pelviana puede con el tiempo, ocasionar problemas con los órganos de esa región, dañando, a los hombres, la próstata, y a las mujeres, el útero y los ovarios.

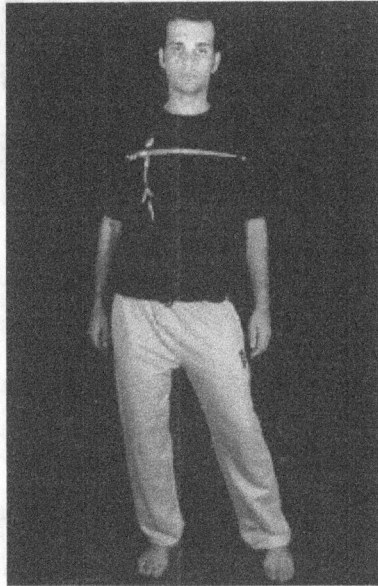

Los ejercicios son:

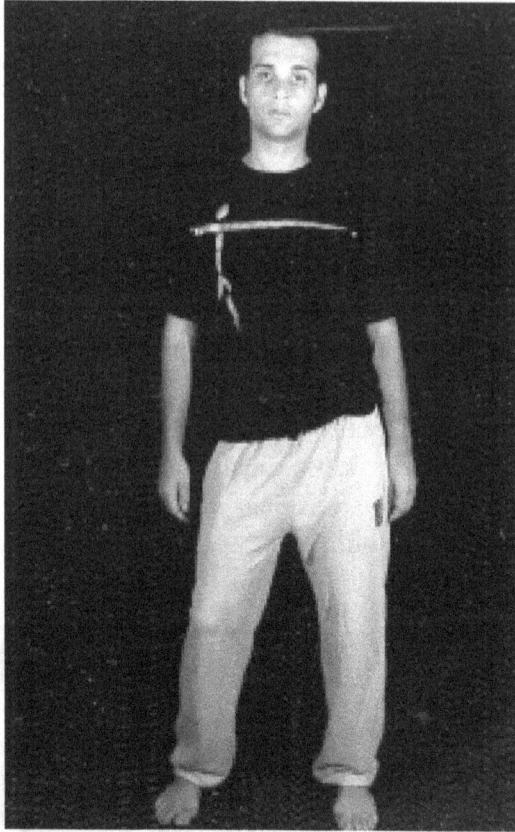

a) **De pie, en *grounding*, imaginarse poniendo un aro de plástico en la cintura:**

❖ girar la cintura de un lado a otro sin dejar el aro caer;

❖ estar en sintonía con la respiración abdominal. Lo que importa son los cartílagos de la articulación del encuentro del hueso de la pierna con el hueso sacro

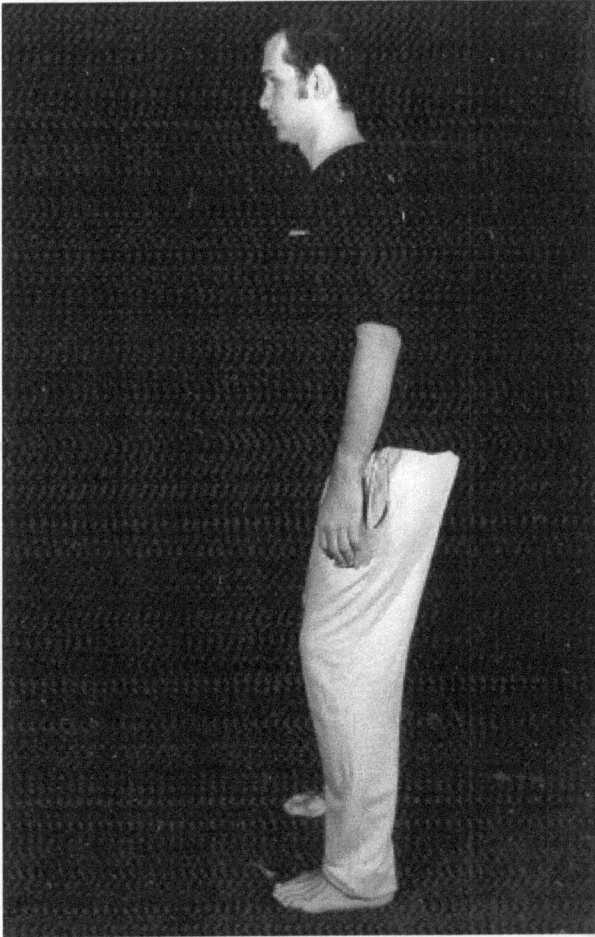

b) **De pie, en *grounding*, proyectar la pelvis hacia delante, dejando el sonido salir de dentro:**

❖ piernas en *grounding*, mover sólo la pelvis de atrás hacia delante con movimiento energético firme;

❖ acompañar el sonido viceral.

DIAFRAGMA 4

El diafragma es un músculo semejante a un paraguas, responsable por la respiración.

Los niños y los animales practican la respiración torácica. Con los sustos, los miedos y los dolores del crecimiento vamos contrayendo este músculo, volviéndonos en adultos sin la elasticidad que el diafragma puede alcanzar.

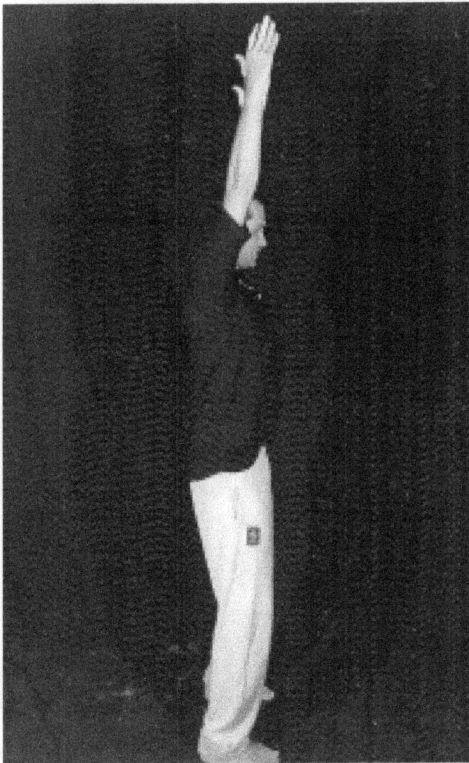

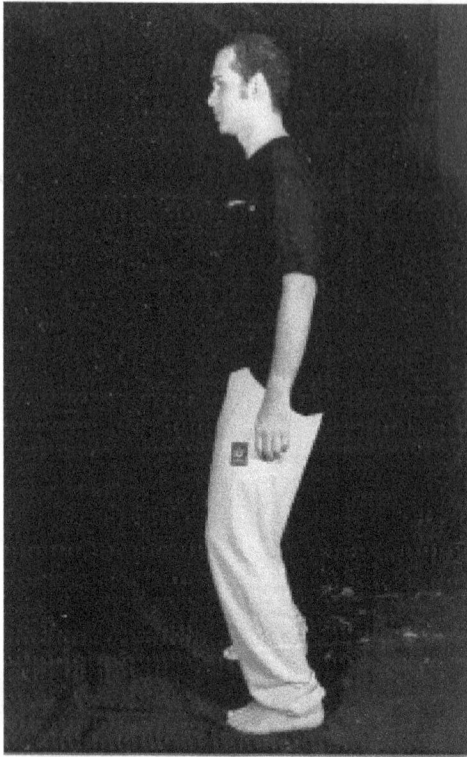

El ejercicio es:

- ❖ levantar los brazos durante la inspiración;

- ❖ pausa;

- ❖ bajar los brazos;

- ❖ pausa.

Obs.: Se acuerde de que la respiración consta de cuatro etapas: inspiración – pausa – espiración – pausa. Cada etapa puede ser desarrollada contándose hasta cuatro.

EJERCICIOS PARA
LOS HOMBROS

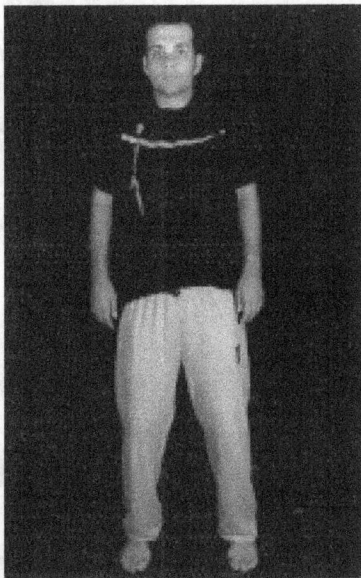

Esta es una región en donde se acumulan los pesos y las cargas personales. Las tensiones, las preocupaciones y el estrés, muchas veces, están localizados en esa área.

a) Girar los hombros:

❖ de pie, en *grounding,* la columna erecta;

❖ girar los hombros hacia atrás, en movimientos circulares, ejecutando la respiración completa (un giro completo de los hombros, una respiración completa);

❖ hacer el mismo movimiento en sentido contrario: de atrás hacia delante;

❖ sentir la tirantez de los músculos de las espaldas. Ellos retienen mucha tensión.

Jayme Panerai

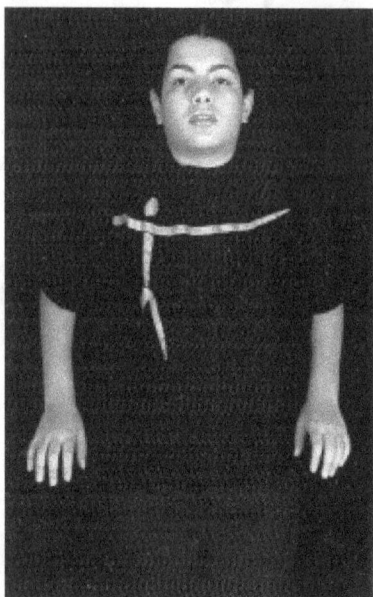

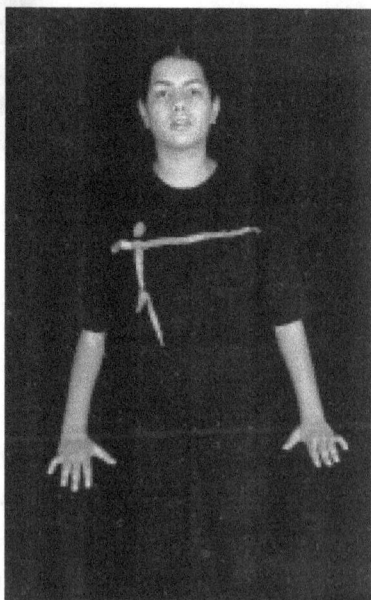

b) Someter los hombros a la tensión hasta que casi alcance a las orejas:

❖ de pie, en *grounding*, con las manos a lo largo del cuerpo;

❖ soltar los hombros, los brazos y las manos como se fueran empujar una pared de piedra para dentro del suelo, con el movimiento de bajar los hombros;

❖ soltar el sonido;

❖ repetir algumas veces;

❖ quitar los pesos y las cargas de los hombros.

c) Desperezarse y girar los hombros:

❖ brazos hacia arriba, estrechándose las manos;

❖ alongar y girar los hombros, circulándolos para delante y para atrás.

• Ese ejercicio puede hacerlo de pie o sentado. Cuando se trabaja sentado, por mucho tiempo, hay que acordarse lo importante que es de la postura – columna erecta del cóccix hasta la cervical.

37

EJERCICIOS PARA EL PESCUEZO 6

El cuello es una de las más delicadas áreas de nuestro cuerpo. Es la fuente por donde pasa la sangre y energía, del cuerpo a la cabeza, y de la cabeza al cuerpo.

Muchas tensiones están localizadas en esta área, sea en la nuca, sea en la garganta.

Cuando esta región queda acumulada de tensión, las venas y las arterias pernanecen

Retesadas. Menos cantidad de sangre y de energía pasan del cuerpo a la cabeza, y viceversa.

Los ejercicios son:

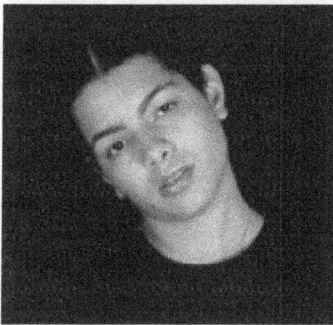

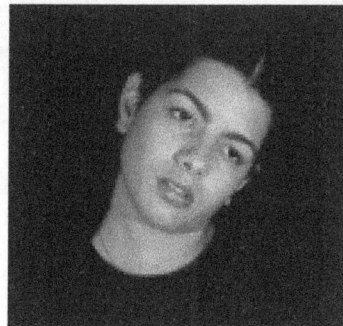

a) Girar el pescuezo 360°, dejando la cabeza en reposo:

❖ con giros lentos, elevar la barbilla hacia el techo y traerla de vuelta hacia el tórax;

❖ en *grounding*, hacer la respiración abdominal;

❖ repetirlo, ahora girando al contrario;

❖ hacer el ejercicio durante algunos minutos, con movimientos suaves;

❖ con los ojos abiertos y boca entreabierta;

❖ respirar profundamente, con suavidad.

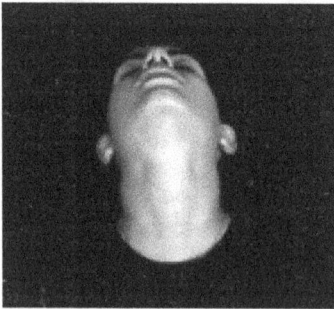

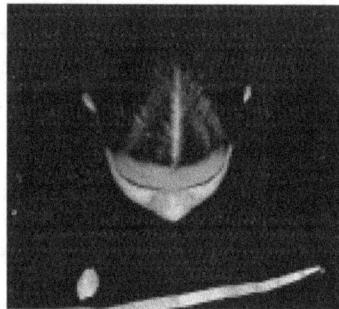

b) En ademán de SÍ y NO, lentamente:

❖ realizar movimientos con la cabeza como si dijéramos SÍ, llevando la cabeza hacia atrás, la barbilla hacia el techo y, después, trayéndola hacia delante, y la barbilla tocando el tórax;

❖ al realizar el gesto NO, llevar la oreja izquierda hacia el hombro izquierdo, y la oreja derecha hacia el ombro derecho.

• *Este ejercicio beneficia a la glándula tiroides y está contraindicado a quien sufre de la laberintitis.*

EJERCICIOS PARA EL ROSTRO

El rostro es la parte del cuerpo que recibe el mayor número de impactos a lo
largo de la vida. El rostro siempre lo ponemos delante del cuerpo. Por eso es importante masajearlo, ponerlo en movimiento, como hacemos con las piernas, al caminar.

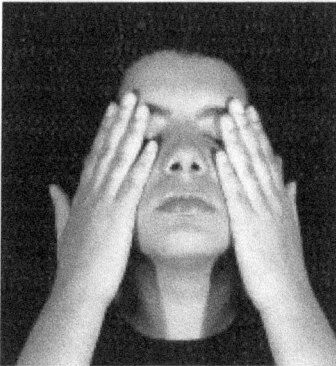

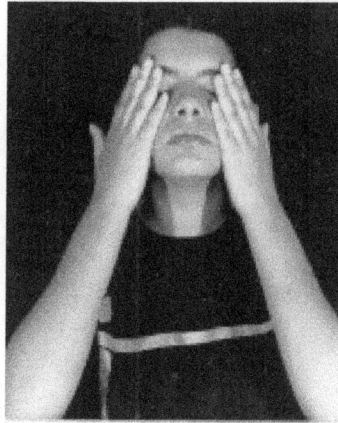

a) **Masaje:**

❖ masajear todo el rostro con las manos, los dedos y con las palmas de las manos, con vigor;

❖ los ojos, la boca, la nariz, las mejillas, la frente, las orejas – todo el rostro.

b) El mismo masaje anterior, pero sin usar las manos:

❖ sin tocar el rostro, mover los ojos, la boca, la nariz, la barbilla y la frente;

❖ hacer una mueca;

❖ de preferencia, dejar salir un sonido.

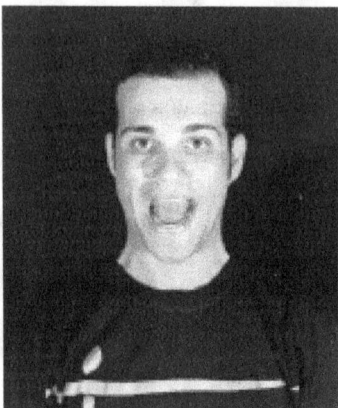
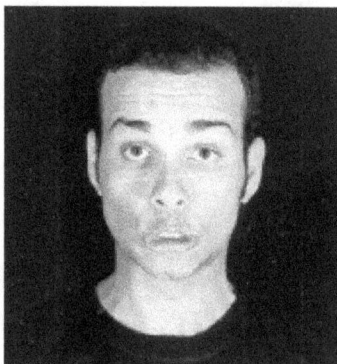

c) Maxilar:

❖ imaginar la mastigación de una carne muy dura;

❖ realizar esta mastigación imaginaria durante algunos minutos, sin exageración;

❖ respirar profundamente.

• *El maxilar es una articulación que retiene la rabia. La rabia sentida y no expresada se queda retenida en el maxilar.*

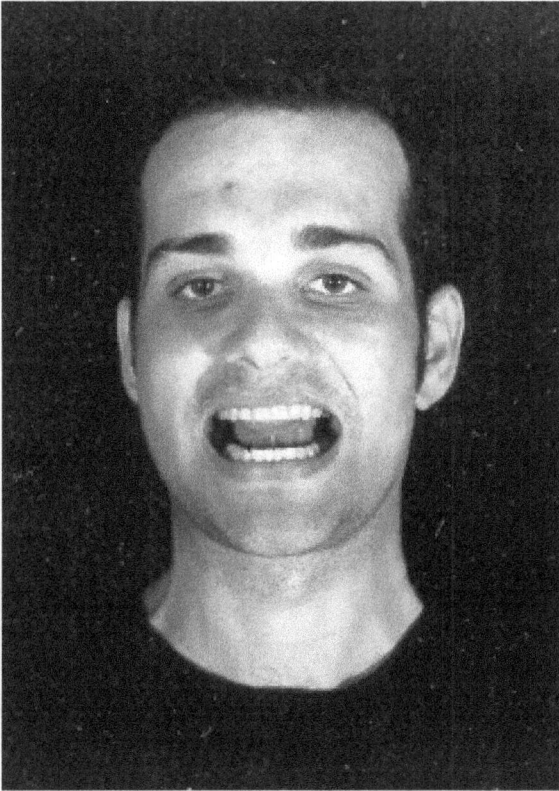

d) Lengua:

❖ poner la punta de la lengua en el velo del paladar y vibrarla como si fuera un besoro o el ala de un picaflor, haciendo un sonido;

❖ relajar la lengua, dejándola suelta dentro de la boca.

43

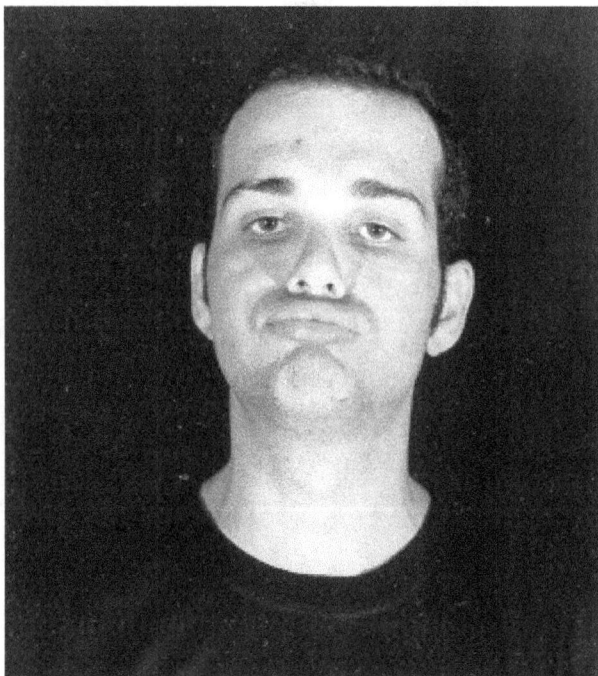

e) Labios:

❖ juntar los labios, soplar en la espiración, haciéndolos vibrar;

❖ conducir un coche imaginario haciendo el sonido del coche, como en la niñez, al producirse el cambio de marcha.

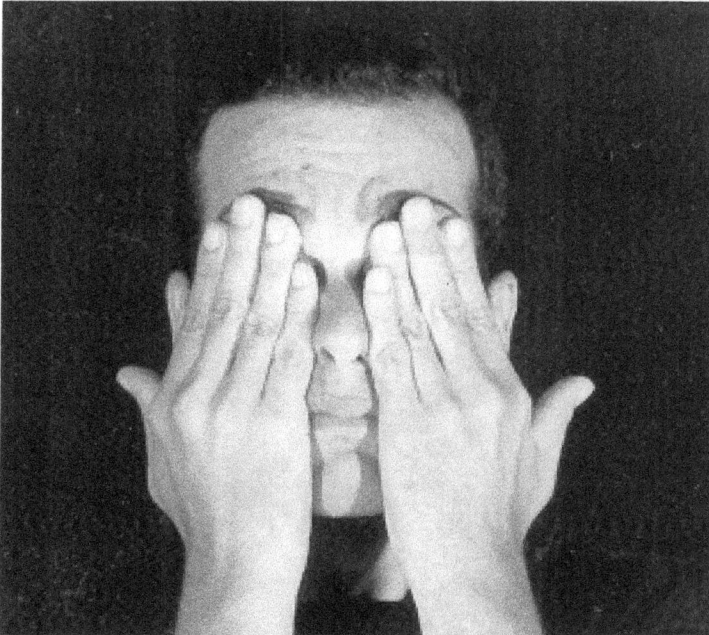

f) Ojos:

❖ los ojos son el espejo del alma;

❖ masajear los ojos con frecuencia y suavidad, con las yemas de los dedos;

❖ al leer, interrumpir la lectura a cada cuarenta minutos para masajearlos.

45

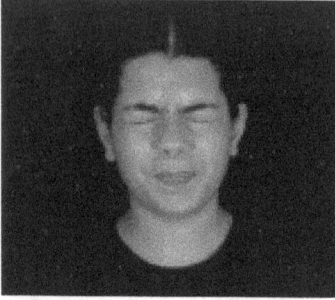

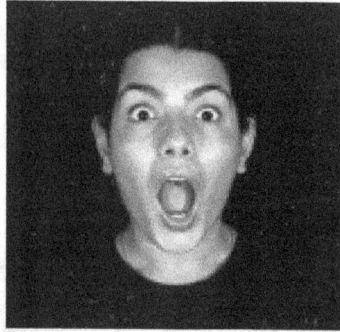

f.1)

❖ contraer los ojos lo máximo posible, cerrándolos mientras inspira:

❖ abrir los ojos al máximo posible, en la espiración, como si estuviera espantado.

• Este ejercicio activa la circulación sanguínea en las venas y arterias del globo ocular.

46

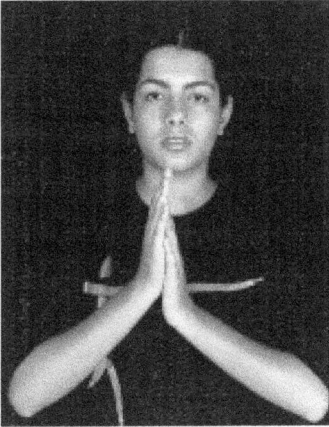

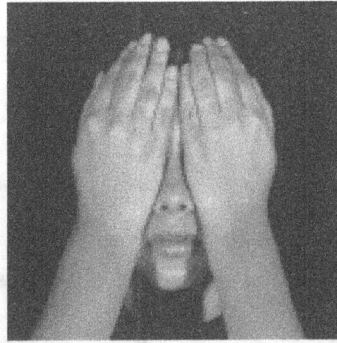

f.2)

❖ friccionar las palmas de las manos, frotándolas hasta que queden insoportablemente calientes;

❖ poner las palmas de las manos en forma de concha, llevar las manos a los ojos abiertos, que recibirán esta energía;

❖ quedarse uno a dos minutos en esta posición;

❖ hacerlo diariamente.

47

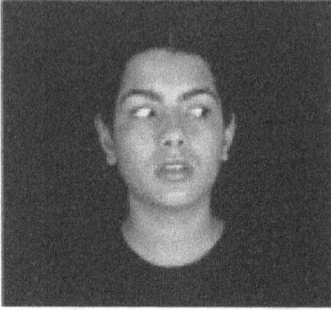

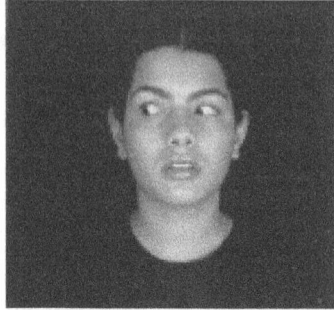

f.3)

> ❖ girar el globo ocular 360°, primero de un lado, después de otro;

> ❖ en el final, masajear los ojos.

f.4)

> ❖ mirar a la izquierda, intentando ver lo que está atrás;

> ❖ mirar de soslayo;

> ❖ para terminar el ejercicio, masajear los ojos.

• *Es un buen ejercicio para quien trabaja leyendo y para quien usa las gafas. Pestañear muchas veces activa las glándulas lacrimales.*

f.5)

> ❖ masajear la nariz, en el punto más cercano entre los ojos, con suavidad.

f.6)

❖ pestañear muchas veces.

f.7)

❖ llorar.

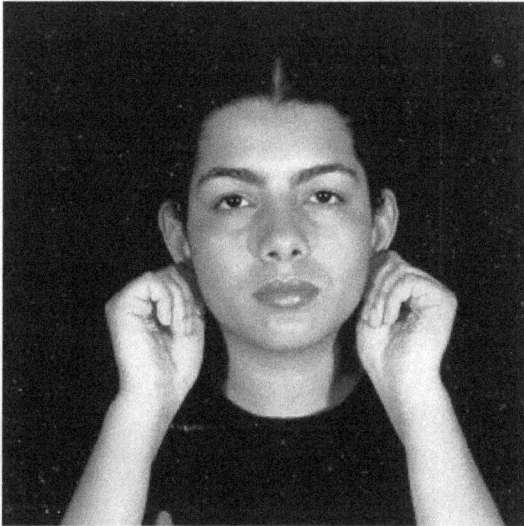

g) Orejas

- oír el silencio;
- frotar las palmas de las manos hasta que queden calientes;
- ponerlas en los oídos y cerrar los ojos, en *grounding*.

• *Las orejas son la residencia de los oídos. Oír es más importante que hablar. Oír, principalmente a nosotros mismos.*

49

g.1)

❖ tirar de las orejas por los lóbulos, hacia arriba y hacia abajo, como si estuvieran creciendo, todo eso, con suavidad.

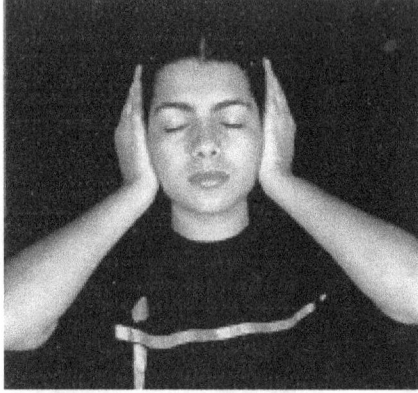

g.2)

❖ masajear las orejas;
❖ hacerlo diariamente.

g.3)

❖ masajear las orejas de abajo hacia arriba;
❖ con los dedos índices y medios abiertos;
❖ el dedo índice queda por detrás de la oreja, el medio sobre la oreja;
❖ masajearlas algunas veces.

• *La medicina china, la auriculoterapia dice que, así como los pies, las orejas tienen puntos que cuando se los tocan, corresponden a los meridianos de los órganos principales de nuestro cuerpo.*

h) Cuero cabelludo

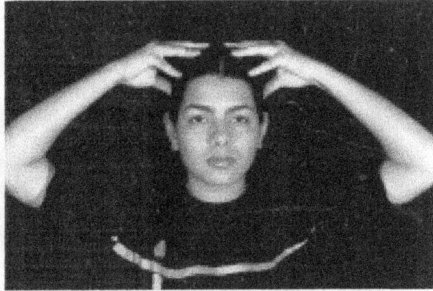

❖ masajear
diariamente
y con
energía la
raíz de los
cabellos

• *Este masaje activa los poros del cuero cabelludo y hace posible el fortalecimiento de esta área del cuerpo.*

i) Sonido

❖ expresar, produciendo sonido, todos los movimientos, todas las reacciones molestas, de placer, de alegría, de lloro;

❖ deje el sonido salir.

• *Nuestra cultura hace con que ocultemos, muchas veces, nuestro sonido. Pero él hace parte de nuestra vida. Déjelo salir. Exprésalo. Aprópiese de su don. Él es suyo. Haga con que él exista en todas las situaciones. No lo oculte.*

j) Líquidos

❖ poner para fuera lo que no debe volver al organismo;

❖ desarrollar el hábito de mantener las ventanas de la nariz desobstruidas.

51

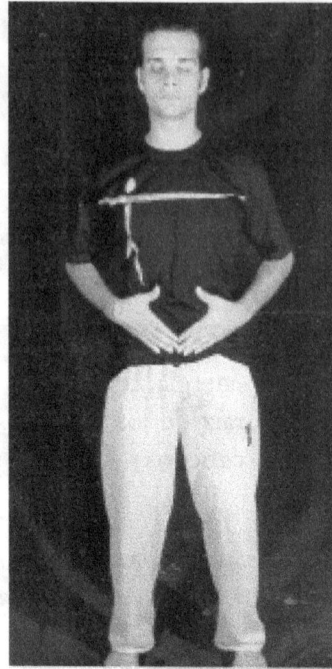

Muchas veces, cuando lloramos o cuando estamos con la gripe, los líquidos que el organismo produce los llevamos de vuelta al organismo, cuando deberían ser expelidos del cuerpo. Al aspirar fuertemente por la nariz engullimos lo que es para salir.

Para concluir este trabajo, un último ejercicio, muy importante:

❖ sentado, disfrutando la calma (postura meditativa, con la columna vertebral erecta, del cóccix a la cervical) – en un cojín o en una silla;

❖ la lengua tocando suavemente el velo del paladar;

❖ poner las manos en las rodillas;

❖ dejar que los pensamientos se asomen a la cabeza sin pelear con ellos. Es como estar sentado en la cumbre de una montaña, sólo observando los pensamientos que pasan al pie de esta montaña como si fueran coches pasando en caravana.

❖ poner la atención a los sonidos internos (respiración, pulsación) y a los externos (incluyendo los más alejados). Poner la atención en la respiración, en el silencio lo más profundo del ser.

Reproducción del libro de Medicina China y Automasaje de Marcos Freire.

BIBLIOGRAFÍA

Exercícios de Bioenergética
    LOWEN, Alexander e Leslie, Ed. Ágora Ltda., 1977
– São Paulo

Bioenergética
    LOWEN, Alexander, Summus Editorial Ltda.,
1975 – São Paulo

Nove Formas para Restabelecer a Vitalidade
    Mestre Liu Pai Lin

Os Ensinamentos Orais do Curso de Medicina Taoísta –
Saúde e Longevidade
    Mestre Liu Pai Lin, 1995/1996, UNIPAZ, Brasília

Automassagem e Medicina Chinesa
    Marcos Freire, Edição Independente

EJERCICIOS DE BIOENERGÉTICA
PARA LA SALUD

La secuencia de estos ejercicios ha proporcionado el bienestar, la mejora respiratoria, el sueño más tranquilo, y la alegría de conocer la Bioenergética

.

Es importante que los movimientos se realicen con frecuencia y atención.

LIBERTAS COMUNIDADE

DIRECCIÓN

Calle Rodrigues Sete, 80
Casa Amarela Tel.: (81) 3441. 7462
www. libertas.com.br – libertas@libertas.com.br

www.ingramcontent.com/pod-product-compliance
Lightning Source LLC
Chambersburg PA
CBHW060643280326
41933CB00012B/2129